415ZOCB00053B/4442 [20/Z004Z7]

I0000681

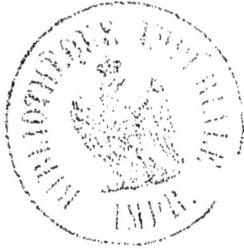

APERÇU

SUR

LE VER DRAGONNEAU.

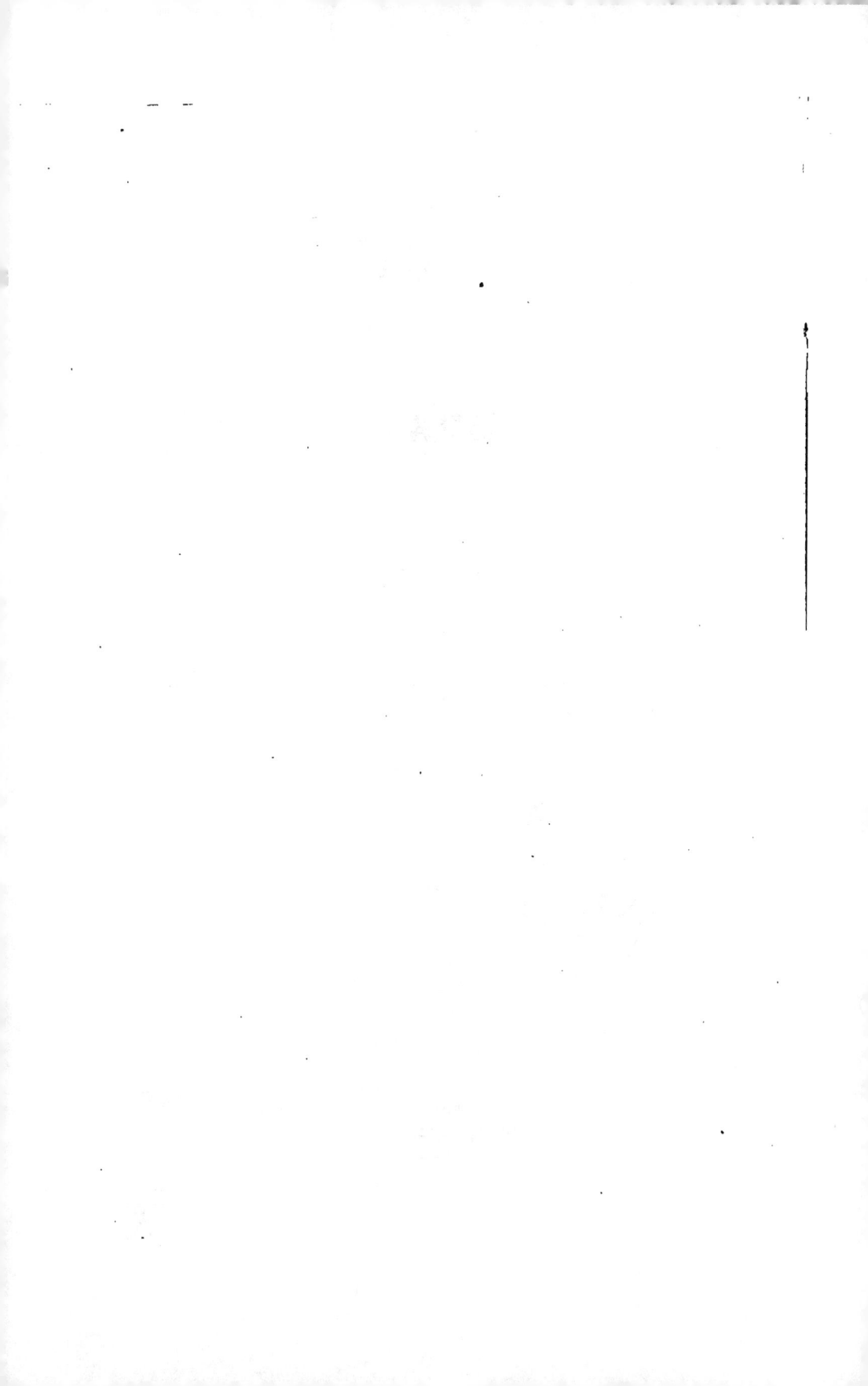

APERÇU

SUR

LE VER DRAGONNEAU

OBSERVÉ EN ÉGYPTE

PAR CLOT,

DOCTEUR EN MÉDECINE ET EN CHIRURGIE, INSPECTEUR DU SERVICE
DE SANTÉ DES ARMÉES DE S. A. LE VICE-ROI D'ÉGYPTE, MEMBRE DU
CONSEIL GÉNÉRAL DE SANTÉ, DIRECTEUR DE L'ÉCOLE DE MÉDECINE
D'ABOU-ZABEL.

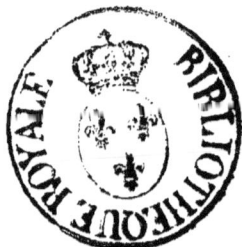

MARSEILLE,
TYPOGRAPHIE DE FEISSAT AÎNÉ ET DEMONCHY,
RUE CANEBIÈRE, N° 19.

AOUT 1830.

APERÇU

SUR

LE VER DRAGONNEAU.

———•◦◦◦•———

Les travaux des helminthologistes laissent peu à
désirer sur la connaissance du ver désigné sous le
nom de *Dragonneau*, *Veine de Médine*, *Ver de
Guinée ou Filaire*. Il a été exactement décrit par
eux ; mais, comme j'ai eu l'occasion de l'observer
très-souvent, si j'ai peu de chose à ajouter à ce
qu'ils en ont dit, je pourrai du moins le confirmer
et combattre l'opinion de ceux qui ont révoqué
en doute l'existence de cet entozoaire.

Le dragonneau était rarement observé en Egypte
avant la conquête du Sennar par Mohammed-Aly,
et je ne crois pas que les historiens, les voyageurs,
ni même les médecins de l'expédition française, en
aient jamais parlé, quoique les médecins arabes et
égyptiens l'aient décrit dans presque tous leurs ou-
vrages. Cette maladie y est devenue très-commune
dès cette époque, surtout depuis qu'il arrive au

Caire de nombreuses caravanes de l'Éthiopie, et que les habitans de cette contrée sont incorporés en grande quantité dans les régimens arabes.

A mon arrivée en Égypte dans l'hiver de 1825, je trouvai dans l'hôpital d'Abou-Zabel près de cent individus affectés du dragonneau, réunis dans des salles spéciales, et confiés aux soins de deux chirurgiens arabes que le gouvernement croyait plus habiles à traiter cette maladie que les médecins européens. Je me contentai donc d'observer leur pratique pendant quelque temps, et n'eus pas de peine à me convaincre que le plus grossier empirisme présidait au choix des moyens employés, hors celui de la ligature du ver. Le traitement étant, d'ailleurs, d'une longueur excessive, et la mortalité beaucoup au-delà de toute proportion ordinaire, je fis renvoyer ces prétendus médecins, et confiai ce service à des officiers de santé instruits.

Je continuai moi-même à observer la maladie, et mes premières recherches eurent pour but d'acquérir la conviction de l'existence réelle de ce ver considérée comme imaginaire par plusieurs médecins.

Ils croient que l'on a pris pour un ver des caillots fibrineux, formés dans les veines enflammées, des vaisseaux lymphatiques engorgés, ou des portions de tissu cellulaire mortifiées. L'examen le plus simple me démontra bientôt l'existence de cet animal et l'impossibilité de le confondre avec ces productions. Je l'ai souvent trouvé tout entier donnant des signes de vie non équivoques. Il suffit même de l'examiner mort, à l'œil nu, pour se convaincre de la réalité de son existence.

La forme de ce ver est cylindrique, alongée, légèrement aplatie, de la grosseur d'une corde de violon. Ses extrémités se terminent en pointe aiguë à la queue et légèrement tronquée à la tête. L'extrémité buccale présente un point noir qui paraît être le suçoir. Sa couleur est d'un blanc mat. Quant à sa longueur, elle varie depuis six pouces jusqu'à quatre pieds, la plus considérable que je leur aie observée.

Toutes les recherches que j'ai faites sur les causes de cette maladie ne m'ont conduit à aucun résultat positif. Les renseignemens que j'ai pris auprès des gens du pays ne m'ont rien offert de plus certain. Les habitans du Cordofan, du Sennar et du Darfour, l'attribuent aux pluies abondantes qui ont lieu en avril, mai et juin. Ils prétendent qu'on le contracte dans certains lacs d'eau stagnante, et leur opinion est partagée par quelques médecins qui ont voyagé dans cette contrée. Les uns et les autres pensent que le ver dont nous parlons n'est autre chose qu'un petit animalcule qui s'attache à la peau des individus qui se

baignent dans ces eaux , s'y introduit et s'y développe sous la forme et avec l'étendue que nous lui
remarquons. J'ai demandé si cet animalcule avait
été aperçu ; mais tous se sont bornés à croire à
son existence , sans chercher à s'en convaincre.

Quoique ce ver soit généralement une maladie
particulière aux nègres , je l'ai observé chez un
grand nombre de militaires arabes incorporés avec
des nègres , et même chez deux Européens. Ceux-
ci étaient également en rapport avec des hommes
de couleur. L'un était un officier instructeur ,
français, et l'autre un officier de santé. J'ai même
vu des chiens introduits dans l'hôpital en être
atteints.

Le dragonneau se développe sur toutes les parties du corps. Il se place au nez , à la langue, dans
les membres supérieurs , les doigts , le tronc , le
scrotum ; mais beaucoup plus fréquemment sur
les extrémités inférieures. Je l'ai observé dans toutes ces parties. Le même individu peut être atteint
de plusieurs vers. Il n'est pas rare d'en rencontrer
jusqu'à dix et douze. Un de mes amis , le docteur
Maruchi , qui a fait la campagne du Cordofan
avec le Deftardar-Bey , en a été affecté lui-même
de vingt-huit successivement.

La présence de ce ver se décèle de plusieurs
manières , selon le lieu qu'il occupe. Lorsqu'il est
superficiellement placé sous la peau , il s'annonce

par un prurit douloureux. Quelquefois cette sen-
sation change de place, et le siége de la maladie
est transporté ailleurs. Dans d'autres cas, le ver se
distingue comme un cordon qui serpente et en-
toure le membre en forme de spirale, simulant
assez bien une veine ou un vaisseau lymphatique
enflammé.

Lorsqu'il siége dans les endroits presque dépour-
vus de parties molles, comme les doigts, les arti-
culations, il produit des douleurs très-vives. Quand,
au contraire, il est profondément placé dans les
parties charnues, il détermine un engorgement
indolent qui peut persister plusieurs jours et même
plusieurs mois. Dans tous les cas, lorsqu'il est près
de s'ouvrir une issue, les douleurs deviennent intenses, des symptômes généraux se développent,
la partie s'enflamme, et il survient une petite tumeur qui s'abcède au bout de quelques jours pour
éliminer une portion plus ou moins grande de
l'animal. Quelquefois cette tumeur est plus volumineuse, et le ver qui s'y trouve pelotonné sort en
totalité. Dans d'autres cas, assez rares pourtant,
il ne se présente pas d'abord et semble faire douter
de son existence ; mais il se montre peu de jours
après, ou donne lieu à un nouvel abcès plus ou
moins éloigné du premier.

La suppuration qui en découle est séreuse.

Le traitement varie selon les parties que ce ver

occupe, selon les dispositions dans lesquelles il se trouve, et les symptômes auxquels il donne lieu.

Dans les cas simples on peut laisser agir la nature, et attendre que le ver s'ouvre spontanément une issue ; mais aussitôt qu'il s'en présente une partie, il faut la lier avec un fil de soie qu'on attache à un petit cylindre de diachylum (préférable à celui de bois employé par les Arabes, parce qu'il peut être contenu dans l'appareil sans incommoder), autour duquel on roule le ver, en exerçant des tractions modérées jusqu'à ce qu'on éprouve de la résistance. Les deux extrémités du rouleau sont aplaties et servent à le fixer au voisinage de l'abcès sur lequel on applique un plumaceau enduit de cérat, ou un cataplasme émollient, selon le degré d'irritation. A chaque pansement on fait de nouvelles tractions, et l'on continue jusqu'à la sortie entière de l'animal. Il faut avoir la précaution de ne pas le rompre : sa rupture est un accident fort redouté par les nègres, et qui, en effet, rend le traitement beaucoup plus long. Lorsque le ver ne s'est pas fait jour lui-même et qu'il se trouve placé assez superficiellement pour être senti au toucher, on pratique une incision sur son trajet, on le saisit aussi près que possible de son centre, et on le lie comme il a été dit. De cette manière on amène ses deux extrémités à la fois. C'est ce que j'ai pratiqué souvent avec succès.

La marche de la maladie n'est pas toujours aussi simple, quand l'animal est situé profondément. Dans quelques cas, tout le membre se tuméfie, des abcès profonds se forment, et après leur ouverture il en résulte des conduits fistuleux, d'où s'écoule un pus séreux, pendant plusieurs mois, sans que le ver paraisse. J'ai employé avec avantage les anti-phlogistiques généraux et locaux dans les cas de ce genre.

Chez deux individus, dont un avait le ver à l'avant-bras, et l'autre à l'articulation tibio-tarsienne, j'ai vu survenir des douleurs atroces qui produisaient des crampes et des convulsions vainement combattues par les anti-phlogistiques, les anti-spasmodiques et les narcotiques les plus puissans. Je n'ai réussi à calmer les accidens que par l'application d'un bouton de feu.

J'ai vu plusieurs individus, chez lesquels il s'était formé des abcès profonds et des fistules d'où le ver n'était pas sorti, tomber dans le marasme et périr.

J'ai mis en pratique, dans quelques circonstances, les moyens empiriques proposés, tels que les frictions mercurielles, les linimens volatils, la liqueur de Van-Swieten, l'huile de laurier-cerise, le soufre, etc; je n'en ai retiré aucun bon effet, et j'ai dû m'en tenir aux anti-phlogistiques généraux et locaux.

Je terminerai cet aperçu par l'exposé des circonstances qui se rattachent au mode de propagation de cette maladie.

Je dirai d'abord, sans émettre aucune opinion exclusive, que les faits semblent nous autoriser à croire qu'elle se communique par contagion.

Le dragonneau n'est pas endémique en Égypte, et ce qui vient à l'appui de mon assertion, c'est qu'on ne le voit se développer que chez les Arabes qui sont en rapport avec les nègres, et jamais chez les individus qui n'ont pas de communication avec ces derniers. Si quelques voyageurs historiens ou médecins ont constaté l'existence de cette maladie en Égypte, avant la conquête du Sennar, ce n'a été que dans des cas rares, et par suite de communications des Nubiens et des Éthiopiens avec les Arabes ; communications entretenues par le commerce des esclaves qui arrivent au Caire dans un état de nudité et de malpropreté extrêmes. C'est là surtout qu'ils sont continuellement en rapport immédiat avec la foule des curieux et des acheteurs qui les visitent et les répandent dans toute l'Égypte. On ne peut donc considérer comme endémique dans ce pays une maladie qu'on y observe si rarement, et à la propagation de laquelle on a toujours pu assigner des causes étrangères à son climat.

Il y a plus : j'ai remarqué que cette affection devient moins intense, moins fréquente, et cesse même tout-à-fait à mesure qu'on s'éloigne de l'époque où les nègres ont été incorporés dans les régimens arabes. Ces nègres eux-mêmes cessent

d'être sujets à cette maladie , lorsqu'ils sont accli-
matés et qu'ils ne sont plus en rapport avec ceux
de leurs compatriotes récemment arrivés en Égypte.
Nous n'avons pas vu, depuis quelques années, un
seul cas de dragonneau dans les hôpitaux, par la
raison qu'on a cessé d'incorporer des nègres dans
l'armée.

Je pourrais appuyer les remarques précédentes
d'un grand nombre de faits ; mais je dois me bor-
ner à en rapporter quelques-uns, recueillis pour la
plupart à l'hôpital d'Abou-Zabel. J'y joindrai les
lettres de divers médecins qui ont séjourné plusieurs années dans les provinces du Sennar , du
Cordofan et de l'Heggiaz, où ils ont été à même
d'observer très-fréquemment la maladie qui nous
occupe.

OBSERVATIONS SUR LE DRAGONNEAU.

1ʳᵉ OBSERVATION.

Un nègre du Darfour , âgé d'environ vingt-cinq
ans , et incorporé dans les troupes égyptiennes
depuis sept mois, entra à l'hôpital d'Abou-Zabel
le 2 avril 1825, atteint d'un gonflement douloureux au scrotum, avec fièvre : il fut placé dans la
division des vénériens, dans la supposition que sa

maladie était syphilitique. Le lendemain de son entrée, il lui fut appliqué un cataplasme émollient et pratiqué une saignée au bras ; les applications émollientes furent continuées pendant dix jours, après lesquels il se manifesta une tumeur plus volumineuse sur le côté droit des bourses. Ayant ouvert cette tumeur avec une lancette, elle donna issue à une petite quantité de pus séreux, et à mon grand étonnement j'en vis sortir une portion de ver dragonneau dont je n'avais pas supposé l'existence. De légères tractions en firent sortir environ quatre pouces. Je le liai et le roulai, comme d'usage, sur un morceau d'emplâtre. Les cataplasmes furent continués, et chaque jour de légères tractions amenèrent de nouveaux fragmens de l'animal. Le 18, le ver fut entièrement extrait : il avait vingt-trois pouces de longueur. La plaie se cicatrisa au bout de quelques jours, et le malade sortit guéri le 7 mai.

2ᵉ OBSERVATION.

Un nègre du Sennar, âgé d'environ dix-neuf ans, en Égypte depuis onze mois, entre à l'hopital le 10 mai 1825, se plaignant d'une douleur qu'il rapporte au fémur de la cuisse droite. Il la ressent depuis douze jours, mais jusqu'alors elle ne l'a point empêché de faire son service. C'est particulièrement dans le pli de l'aine qu'il souffre le plus vivement, et là même on observe une tumeur qui simule assez bien un bubon ; il y a fièvre, et irritation dans l'appareil gastrique. Le malade est mis à la diète et à l'usage des boissons rafraîchissantes : un cataplasme est appliqué sur la tumeur, et l'on insiste sur ces moyens. Le 16, la tumeur s'abcède naturellement et donne issue à une assez grande quantité de pus séreux, ainsi qu'à une portion de dragonneau ; le ver est lié comme il a été dit dans l'observation précédente, et le troisième jour il est entièrement extrait. Sa longueur est de six pouces.

3e OBSERVATION.

Un nègre âgé de douze à treize ans, fifre dans un régiment, entra à l'hôpital d'Abou-Zabel le 12 mai 1825, ayant un gonflement douloureux sur la pointe de la langue. Il salivait beaucoup et ne pouvait user d'aucun aliment solide. Les gencives étaient gonflées et saignantes. L'examen attentif des diverses parties de la bouche, me conduisit à la découverte d'une petite tumeur fluctuante située près du frein de la langue ; j'y fis avec la lancette une ponction qui donna issue à une petite quantité de pus séreux, et dans les efforts auxquels le malade se livra pour cracher, une portion de dragonneau en sortit pendant hors de la bouche, sans se détacher : je la saisis alors et retirai sans effort le ver dans toute sa longueur qui était de quatre pouces. Huit jours de régime et l'usage des gargarismes émolliens suffirent pour guérir le malade.

4ᵉ OBSERVATION.

Un nègre âgé de vingt ans, en Egypte depuis sept mois, entra à l'hôpital d'Abou-Zabel le 8 juin 1825, souffrant d'un gonflement douloureux de la verge, qui fut pris d'abord pour une affection syphilitique; mais un examen attentif fit reconnaître l'existence d'un dragonneau qui entourait cet organe en spirale et simulait une veine enflammée. Ce malade éprouvait une douleur assez vive sur le trajet des cordons testiculaires. L'organe fut recouvert d'un cataplasme émollient, et bientôt il se manifesta une tumeur vésiculaire à sa partie postérieure et à l'union du gland avec le prépuce. Cette tumeur s'abcéda le 18 du même mois, et présenta à son ouverture une portion de ver, longue d'un demi-pouce. Elle fut liée et roulée autour de l'emplâtre, selon l'usage ; les plus légères tractions produisaient des douleurs violentes, ce qui retarda son extraction complète jusqu'au treizième jour. L'animal avait environ cinq pouces et demi de longueur. Quelques jours après, le malade était entièrement guéri.

5ᵉ OBSERVATION.

Un soldat arabe, âgé d'environ trente ans, entra à l'hôpital d'Abou-Zabel le 20 octobre 1826, se plaignant d'une douleur profonde à la jambe gauche, avec gonflement de toute cette partie, depuis le pied jusqu'au genou. La température du membre était plus élevée que celle du reste du corps; il y avait fièvre, inappétence, rougeur et sécheresse de la langue. Cet état durait depuis plus de vingt jours chez ce soldat, qui s'était trouvé en rapport avec des nègres de son régiment, couchant dans la même tente et mangeant avec eux. Je soupçonnai bien d'abord l'existence d'un dragonneau, mais sans pouvoir la constater. Je prescrivis cependant une saignée au bras, l'application de cataplasmes émolliens sur tout le membre, une tisane émolliente et un régime diurétique. Ces moyens furent continués pendant dix jours, au bout desquels il se manifesta une petite tumeur vésiculaire au-dessus de la malléole externe. J'en fis l'ouverture avec une lancette, et la sérosité qui en sortit entraîna une portion du ver, que je liai comme il a été dit; les tractions et les cataplasmes continuèrent à être employés, mais le gonflement et les douleurs persistèrent. Le

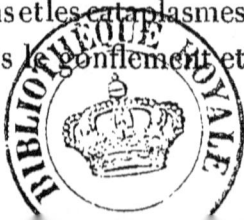

2

5 novembre, la portion du ver liée se rompit, la plaie continua à donner issue à une suppuration séreuse, le gonflement persista, et il se manifesta une autre tumeur à quatre pouces au-dessus de la première ouverture ; elle s'ouvrit spontanément, et laissa échapper une autre extrémité du ver qui fut liée. Son extraction complète n'eut lieu qu'au 23e jour dudit mois. Le gonflement diminua insensiblement, les plaies se cicatrisèrent, et le malade fut entièrement guéri le 15 décembre, jour auquel il reprit son service ; mais huit jours après il fut forcé de rentrer à l'hôpital, pour une nouvelle douleur qu'il éprouvait dans le pli du jarret du membre où il avait eu le dragonneau. Des cataplasmes émolliens furent appliqués, et cinq jours après son entrée, il se forma une tumeur sur ce point, qui s'abcéda aussi spontanément et donna issue à un ver qui fut lié et extrait en six jours; il avait dix pouces de longueur. La plaie ne tarda pas à se cicatriser.

Malgré l'examen le plus attentif de ces vers, je ne saurais déterminer s'il s'agit, dans ce cas, de trois entozoaires distincts, ou du même rompu deux fois. Je pencherais pourtant assez pour cette dernière opinion, quand je considère que ces trois tumeurs se sont formées dans les mêmes parties, et à peu près dans la même direction.

6ᵉ OBSERVATION.

(Recueillie par M. Cavalier, chirurgien-major.)

M. Dussap (en 1822), chargé en chef du service médical de l'armée d'Égypte, donnait ses soins dans l'hôpital de Souan à plus de quatre cents individus affectés du dragonneau, contracta lui-même leur maladie en les pansant.

L'affection que je viens de nommer, et qui paraît être d'une nature évidemment contagieuse, parcourut ses périodes de la manière suivante :

Les premiers symptômes s'annoncèrent d'abord par un prurit douloureux sur la face dorsale de la première phalange du doigt indicateur de la main gauche. Un gonflement vésiculeux avec douleur ardente succéda, et fit de jour en jour de nouveaux progrès. Le membre correspondant à la partie affectée fut envahi en entier. La main surtout était le siége de douleurs violentes qui arrachèrent au malade, pendant plusieurs jours, les moindres instans de repos. Personne ne soupçonnait encore la nature de la maladie, à laquelle on n'opposa que l'application des cataplasmes émolliens et narcotiques, un régime doux et des boissons propres à tempérer la fièvre. Quelques jours se passèrent dans le même état, et la nature ouvrit enfin issue au ver que l'on retira peu à peu et qui fit cesser graduellement, par sa sortie, tous les symptômes inquiétans.

Tels sont les détails que m'a transmis lui-même sur sa maladie le docteur Dussap, qui ajoute que ce n'est guère qu'à dater de cette époque que le dragonneau fut transmis des nègres aux Arabes égyptiens qui vivaient avec eux. Le même praticien croit à la contagion immédiate du dragonneau, et il en cite entre autres preuves, l'observation qu'un grand nombre de chiens errans qui se nourrissaient, dans l'hôpital, des cataplasmes ôtés aux malades atteints du dragonneau, et léchaient la charpie qui avait recouvert leurs plaies, payèrent eux-mêmes tribut à cette maladie.

7e OBSERVATION.

(Recueillie par M. CAVALIER.)

M. Dot, instructeur français au service du Pacha d'Egypte, contracta en 1824, dans les communications habituelles qu'il avait avec des nègres, le dragonneau dont ils étaient atteints.

Voici la marche que suivit cette maladie : un point légèrement vésiculeux, avec une auréole d'un rouge assez intense, mais d'une très-petite circonférence, paraît d'abord entre le premier et le deuxième orteil du pied droit, un pouce environ au-dessus de leur écartement. Ce point est accompagné d'un prurit légèrement douloureux, et laisse échapper quelques gouttes de sérosité. Cet état reste stationnaire environ quinze jours, et ce n'est qu'au bout de ce terme que le malade se trouve obligé de suspendre ses fonctions : dès lors, douleurs profondes et gonflement considérable du pied malade ; bientôt après, apparition du dragonneau dont on retire une portion longue de sept pouces, ce qui occasione les douleurs les plus vives. Cependant le gonflement devient de jour en jour plus considérable, les douleurs augmentent d'intensité, la fièvre est forte ; l'appétit et le sommeil nuls. Un second point semblable au premier se manifeste au-dessus de la malléole externe. Il est bientôt suivi de l'apparition d'un second dragonneau que l'on arrache encore dans l'étendue de onze pouces, toujours avec des douleurs atroces. Le mal fait de jour en jour de rapides progrès, et ce n'est qu'alors que le malade songe à appliquer quelques cataplasmes émolliens. Deux points pareils à ceux qui ont précédé, se montrent encore à peu de distance l'un de l'autre, sous la portion de la peau correspondant au bord externe du tendon d'Achille. Deux vers en sont encore extraits en partie ; l'un a deux pouces de longueur, l'autre en a vingt-quatre. Malgré l'emploi des cataplasmes, l'état du pied et de la jambe devient de plus en plus alarmant. Le gonflement est prodigieux, il s'étend jusqu'au-dessus de l'articulation du genou. Les douleurs sont intolérables, la fièvre est très-intense , enfin l'ensemble des symptômes est tel qu'on pense que l'amputation est le seul moyen de salut. Elle n'est cependant pas pratiquée ; on se contente de faire de profondes incisions sur les divers points où se trouvaient les dragonneaux , qui donnent issue à une grande quantité de matière purulo-sanguinolente , ainsi qu'aux portions de vers qui n'ont pu être extraites , et dont la longueur est bien différente. Il n'est resté du premier et du deuxième que quatre pouces environ , du troisième sept , et du quatrième deux ; dès ce moment tous les symptômes s'amendent , l'état du malade s'améliore de jour en jour , par la seule application des cataplasmes et l'usage des bains. Enfin , arrivé au quinzième jour à dater des incisions pratiquées , M. Dot commence à mouvoir son membre, il fait quelques pas et se trouve bientôt à même de reprendre ses fonctions.

I.

Lettre de M. Ferrari , *Chirurgien major ,
à M.* Clot , *Médecin en chef des armées.*

Monsieur ,

Je me fais un devoir de vous envoyer les renseignemens que vous m'avez demandés , concernant la maladie produite par le ver dragonneau , connu dans ces contrées sous le nom de *Fertit*, bien que je sois persuadé que je ne vous dirai rien à cet égard que vous n'ayez déjà observé.

Le dragonneau, endémique dans les provinces du Sennar et du Cordofan, est un ver d'une couleur nacrée, du diamètre environ d'une corde de violon, et de la longueur de quatre pieds. Ses extrémités sont terminées en pointe. Si on le coupe, les parties divisées laissent échapper une humeur blanchâtre et lactescente. Les personnes qui en sont le plus généralement affectées sont celles qui se baignent dans les eaux stagnantes qui couvrent le sol du pays, ou qui s'abreuvent de ces mêmes eaux. Au bout de quelques jours, elles ressentent un sentiment de cuisson, suivi de rougeur et de tumeur dans la partie où le ver se développe. Mais le plus souvent ce sont les extrémités inférieures qui en sont atteintes. Bientôt le sommet de la tumeur laisse voir la peau amincie, s'abcède et donne issue à une des extrémités du ver, plus ou moins longue. Mais si on n'aide la sortie de ce ver par une traction modérée et journalière, elle ne s'opère que très-lentement avec beaucoup de difficulté, et il se forme, dans cet intervalle, une plaie de nature sanieuse et de très-longue durée.

Les habitans du pays ont l'habitude d'appliquer sur la tumeur, au moment où elle se développe, de la fiente de vache pour la ramollir, et après

avoir répété ces cataplasmes jusqu'à ce que la
matière s'y soit formée, ils percent la tumeur avec
un fer aigu incandescent, et en extraient le ver par
la traction pratiquée à plusieurs reprises. Ils sont
obligés de répéter cette opération sur divers points,
parce qu'il se manifeste de nouveaux vers sur les
mêmes individus, surtout si le premier n'a pas été
extrait dans son entier. Ces mêmes habitans pos-
sèdent encore un moyen de faciliter la sortie du
dragonneau sans qu'il soit nécessaire de l'extraire.
Ils réduisent en poudre la racine d'une plante dé-
signée en arabe sous le nom de *Sallala*, à laquelle
ils donnent, au moyen de l'eau froide, la consis-
tance d'un cataplasme, et l'appliquent sur l'ouverture de la tumeur, dans les cas où le ver
se l'est pratiquée lui-même. Il paraît que la
vertu anthelmintique de cette plante tue l'animal,
qui sort entier avec la matière qui s'écoule de l'abcès. J'ai mis plusieurs fois en usage cette méthode
avec un plein succès. Néanmoins, dans la plupart
des cas, j'appliquais les cataplasmes émolliens sur
la tumeur, et j'opérais la traction graduée du ver,
au moyen d'un petit rouleau de bois cylindrique
autour duquel je le repliais jusqu'à son entière sortie, qui a ordinairement lieu du huitième au dixième
jour. J'ai vu appliquer plusieurs fois sur la partie
affectée diverses poudres escarotiques, toujours
avec les plus funestes résultats. La plaie prend un

aspect cancéreux, les symptômes inflammatoires
généraux se développent et sont suivis d'une mort
douloureuse.

La tête est la seule partie du corps où je n'ai
jamais observé le dragonneau.

Excusez la prolixité de mes détails, et permettez-
moi de me dire, avec le plus grand respect,

Monsieur,

Votre très-humble et très-obéissant
serviteur.

Signé FERRARI.

II.

Lettre de M. GAND, *Chirurgien-major au* 2ᵉ *rég*ᵗ,
à M. CLOT, *médecin en chef, etc., etc.*

Monsieur,

Je m'empresse de répondre aux demandes que
vous m'avez fait l'honneur de m'adresser, concernant la maladie dite le *Dragonneau*.

J'ai eu l'occasion d'observer chez quelques individus la susdite maladie connue ici sous le nom
de *Fertit*. Elle y est beaucoup moins commune qu'en
Égypte, et de même que dans cette contrée, elle
y est toujours apportée par les esclaves qu'on y

amène de l'intérieur de l'Afrique. Les indigènes en sont rarement atteints. Comme la maladie se présente ordinairement avec les mêmes symptômes, au degré d'intensité près, je ne ferai mention que de deux individus chez lesquels elle s'est manifestée après un laps de temps plus ou moins grand.

Deux négocians indiens, arrivés de *Bombey à Gedda*, n'avaient jamais eu le dragonneau. Dans la traversée leur bâtiment ayant touché à *Massaoura*, ils reçurent à bord plusieurs marchands d'esclaves noirs venant des provinces de l'Afrique, voisines de la mer du Sud. De *Massaoura à Gedda*, s'étant trouvés en communication avec les noirs dont quelques-uns étaient attaqués de ladite maladie, ils en contractèrent le germe qui ne se manifesta qu'à leur arrivée. Jusqu'à cette époque ils n'avaient éprouvé aucun symptôme maladif; seulement celui qui fait le sujet de la seconde observation s'était plaint d'une tension douleureuse à la partie supérieure de la cuisse droite, et la maladie se développa chez lui dès le jour de son arrivée à Gedda, son compagnon de voyage ne se plaignit que 25 ou 30 jours après. Je vais rapporter les symptômes que chacun d'eux éprouva en particulier.

Chez le premier, le dragonneau s'était fixé à la partie externe du gras de la jambe. Le gonfle-

ment s'étendait jusqu'à la malléole droite; il y
avait une forte tension dans toutes les parties. Le
malade souffrait beaucoup quand je fus appelé.
Après avoir calmé l'inflammation par les émolliens, la tumeur s'abcéda à la partie inférieure de
la malléole; le ver s'y étant montré, je le saisis avec
les doigts, ayant soin de faire de douces tractions
pour ne pas le rompre; après en avoir extrait une
petite portion, je l'assujettis au bas de la jambe
en le liant avec un fil que j'y attachai; je conti-
nuait ainsi les pansemens journaliers, jusqu'à l'extraction totale du ver, qui eut lieu quinze jours
après, et fut suivie d'une prompte et parfaite gué-
rison.

Ce deuxième individu offrit un cas plus remar-
quable par la nature délicate des parties qui
étaient le siége du ver. Chez lui le dragonneau
était primitivement à la partie supérieure et in-
terne de la cuisse droite. Le malade pendant la
traversée avait éprouvé dans cette partie, des pi-
cottemens douleureux, long-temps avant que le
ver s'y manifestât; de là il avait gagné la verge en
sillonnant, lorsque je fus appelé; celle-ci était en-
gorgée, douloureuse; le malade ne goûtait aucun
repos. Mon premier soin fut de combattre l'inflammation au moyen des bains et des applications
émollientes. Je pratiquai aussi quelques scarifica-
tions autour de la verge, ce qui la dégorgea et

calma beaucoup les douleurs auxquelles le malade était en proie. Le quatrième jour je remarquai au-dessus de la couronne du gland un petit point ab-cédé par où suintait une matière visqueuse. Après quelques recherches, je parvins à découvrir le dragonneau, que je saisis et fixai au dehors, de la même manière que le précédent. Le traitement fut continué pendant près d'un mois; chaque jour j'en faisais sortir une portion, et à l'époque dite l'extraction fut complète.

J'ai l'honneur d'être,

Monsieur ,

Votre très-humble et très-obéissant
serviteur.

Signé GAND.

De Gedda, le 15 *avril* 1825.

III.

Lettre du Docteur MARUCHI , *médecin de S. E.
le Deftardar Bey, à M.* CLOT, *médecin en chef,
etc. , etc.*

Monsieur,

J'ai reçu votre aimable lettre par laquelle vous m'engagez à vous transmettre la relation de la cruelle maladie (Dragonneau) dont j'ai failli être la victime au Cordofan. Je me fais un vrai plaisir de vous satisfaire, et sans m'arrêter à la description de la forme, longueur, etc., etc., de ce ver que vous connaissez aussi bien que moi, je passe au fait :

En 1820, Mohammed-Aly fit partir pour le Cordofan une expédition militaire commandée par Mahomet Bey Deftardar, son gendre. Je suivis ce dernier en qualité de médecin particulier et séjournai trois ans au Cordofan avec lui.

J'avais lu plusieurs observations de dragonneau, et j'espérais me trouver à même de le traiter chez nos soldats ; mais deux ans s'écoulèrent sans qu'il se manifestât chez aucun d'eux. Ce ne fut que dans le courant de la troisième année, après des pluies extraordinaires, que je le vis se déclarer, et en si grand nombre que le quart des troupes en fut atteint. J'en fus malheureusement attaqué moi-même sur 28 points du corps différens, cas jusqu'alors sans exemple dans ces provinces. Tous se manifestèrent aux extrémités inférieures, à l'exception d'un seul qui se fixa sur l'éminence du coccix.

Ces vers se présentèrent trois et quatre en même temps sur divers points, et m'obligèrent à garder le lit pendant quatre mois.

Avant que la maladie se déclarât, je souffrais tous les soirs d'un prurit incommode aux jambes,

qui fut suivi d'un léger gonflement. Cet état dura
vingt jours, au bout desquels je vis s'élever de pe-
tites tumeurs, semblables à des furoncles, d'un
rouge violacé, résistant à la pression, et assez
douleureuses; j'appliquai des cataplasmes émolliens, et par suite de leur usage réitéré, il se forma
au sommet de chaque tumeur un point vésiculeux
qui s'abcéda et donna issue à une partie du ver;
je m'en saisis et la roulai autour d'une bande
de toile cylindrique; je parvins à extraire tous
les vers dans leur entier, à l'exception de quatre
qui se rompirent; cet accident me fit éprouver
des douleurs atroces, les parties se tuméfièrent
dans toute l'étendue des membres, l'inflammation
devint des plus intenses, se généralisa, me donna
une fièvre continue; et à deux reprises la gan-
grène se manifesta dans les plaies, sans amener
d'autres conséquences qu'une suppuration abon-
dante et de longue durée; avec elle les vers se
donnèrent issue par fragmens et la cicatrice se
forma.

Je n'ai employé d'autres topiques, pendant le
cours de ma maladie, que les cataplasmes émolliens et des plumasseaux enduits de cérat de
Galien.

La fièvre continue, les grandes pertes de subs-
tance, les douleurs aiguës et la diète que j'observai
pendant le cours de cette longue maladie, me je-

tèrent presque dans un état de marasme qui m'empêcha de faire les expériences que j'avais projetées sur le dragonneau, et ne me laissa d'autre désir que celui de retourner en Égypte le plus tôt possible.

Quant à la méthode de traitement des indigènes, elle roule toute sur l'emploi du cautère actuel sur la tumeur, et l'extraction du ver sur un cylindre de bois.

Je ne puis donc donner aucune opinion sur la manière dont on contracte ce ver. Je n'aurais rien à ajouter, ou plutôt je ne ferais que répéter ce que des hommes d'un mérite distingué ont déjà dit : j'observerai seulement (ce qui est constaté par l'expérience) que les individus qui en sont le plus fréquemment atteints, sont ceux qui habitent un sol couvert d'eaux stagnantes; ceux qui ont leur demeure sur les rives du fleuve blanc sont rarement sujets à cette maladie.

Je désire, Monsieur, avoir satisfait au désir que vous m'avez témoigné de connaître l'historique de ma maladie, et vous prie de me croire avec la plus haute considération,

Votre très-humble et très-obéissant
serviteur.

Signé Filiberto Maruchi.

La nature , l'origine , les causes , la marche, le mode de propagation et enfin le traitement le plus rationnel de la maladie qui vient de nous occuper, sont assez mis en évidence par les documens et les faits que l'on vient de lire , pour qu'il me semble inutile d'y insister ; je les livre donc sans commentaire au public , en attendant qu'un plus habile que moi en tire meilleur parti.

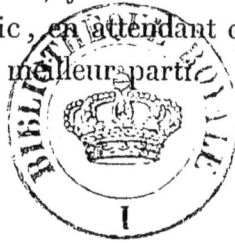

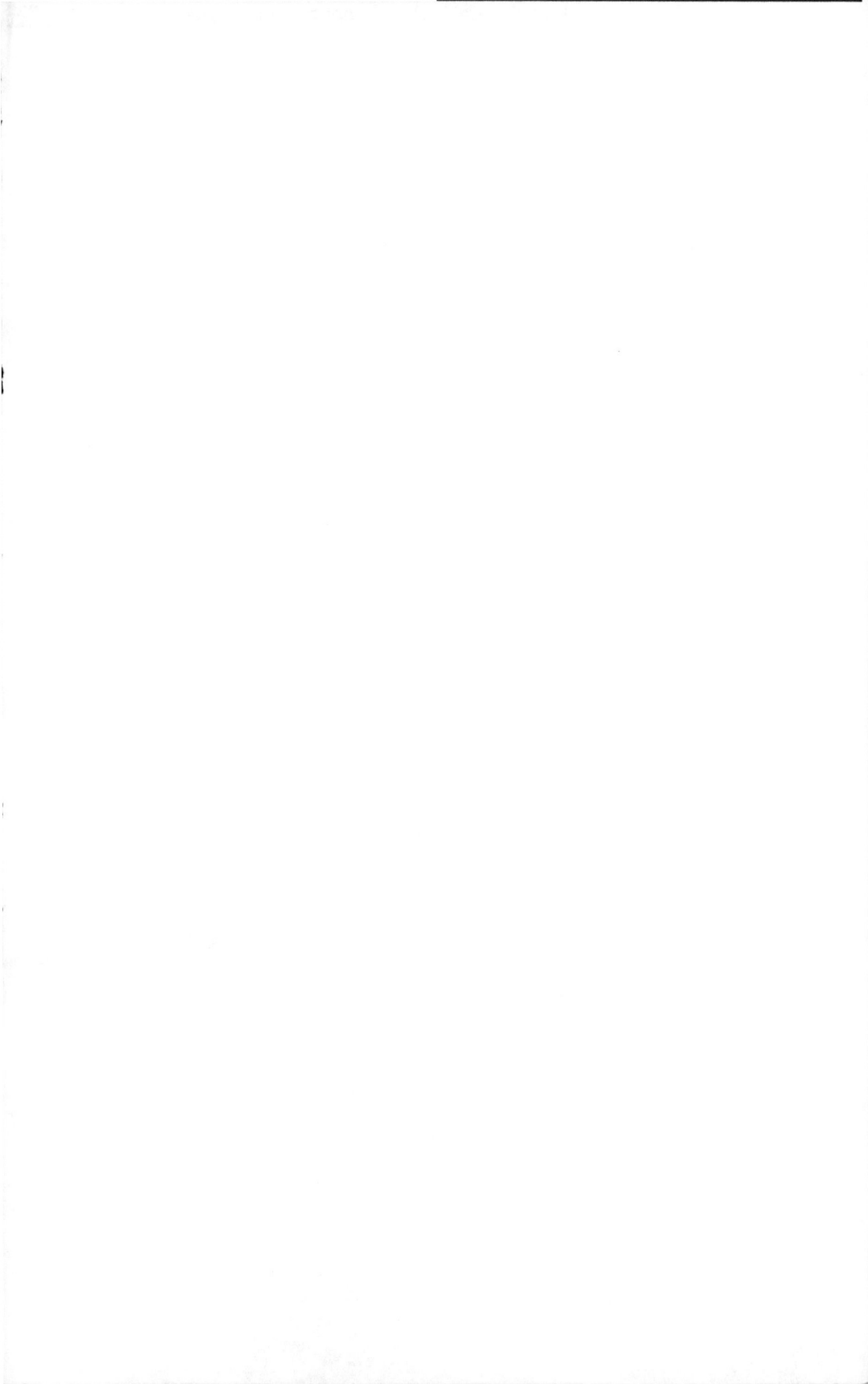